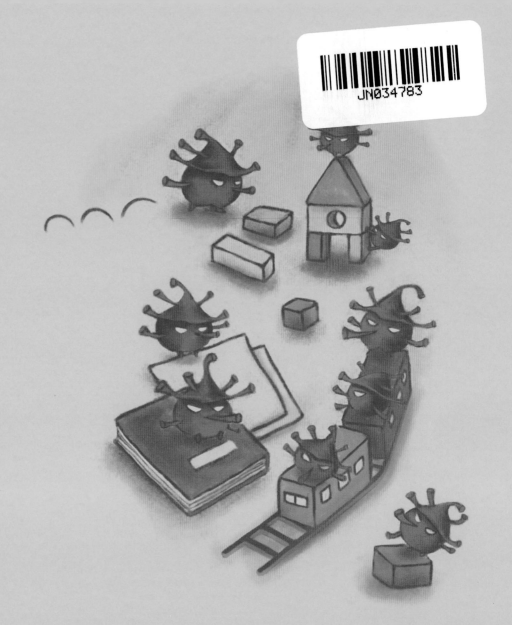

コロナウイルスの<ruby>こ<rt>こ</rt></ruby>ろなっちとぼく

コロナウイルスの
ころなっちと
ぼく

作・絵 近藤 えり
監修 宮澤 正顯
（近畿大学医学部教授）

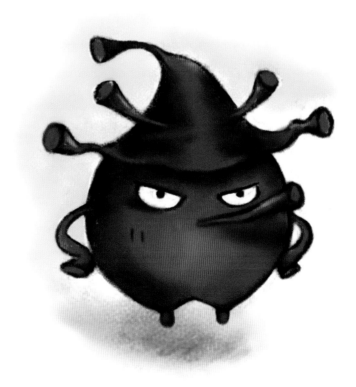

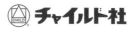

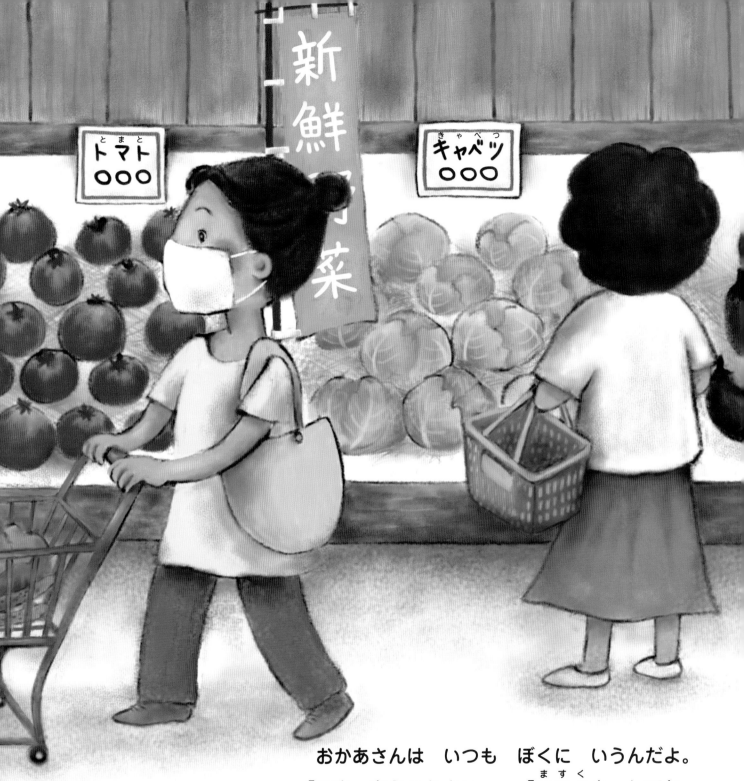

おかあさんは　いつも　ぼくに　いうんだよ。
「てを　あらいなさい。」「マスクを　してね。」
ああ、めんどうくさい。
マスクも　だいきらい！　はずしちゃおうかな。

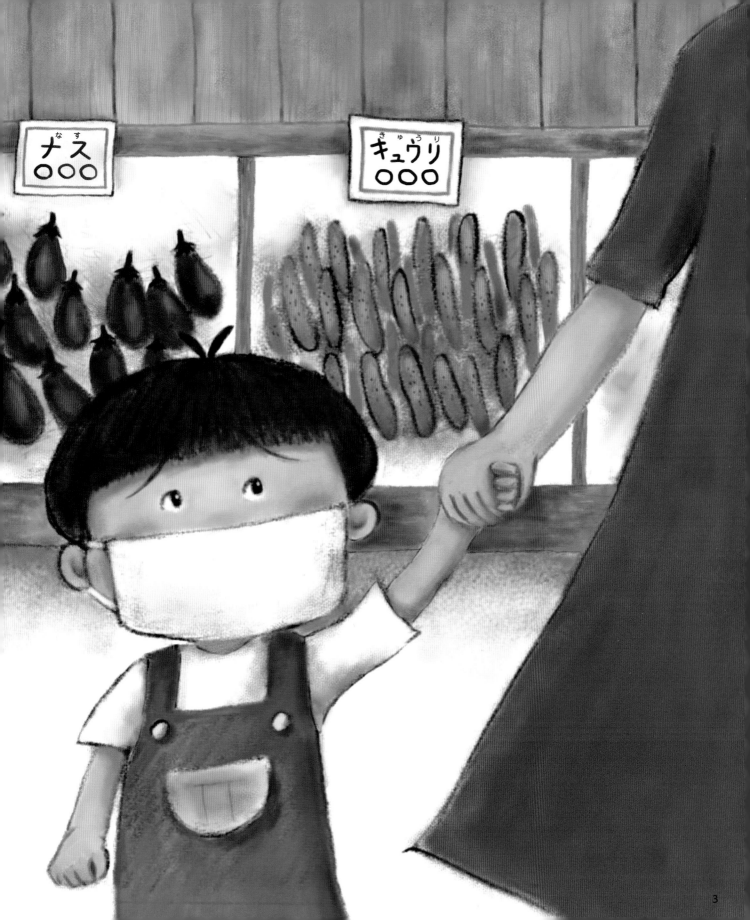

ナス
〇〇〇

キュウリ
〇〇〇

3

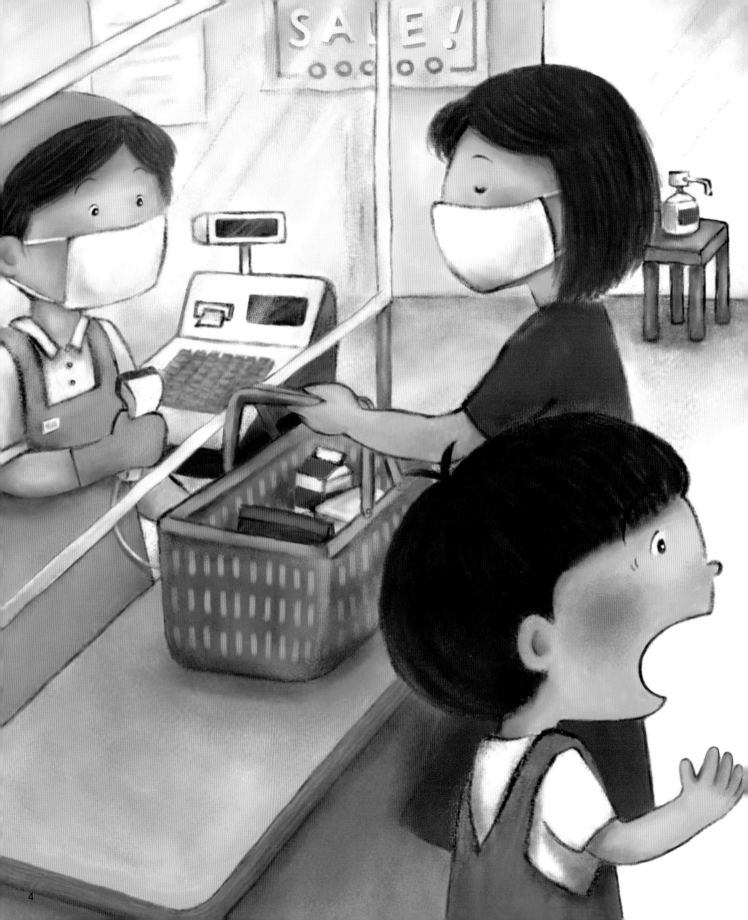

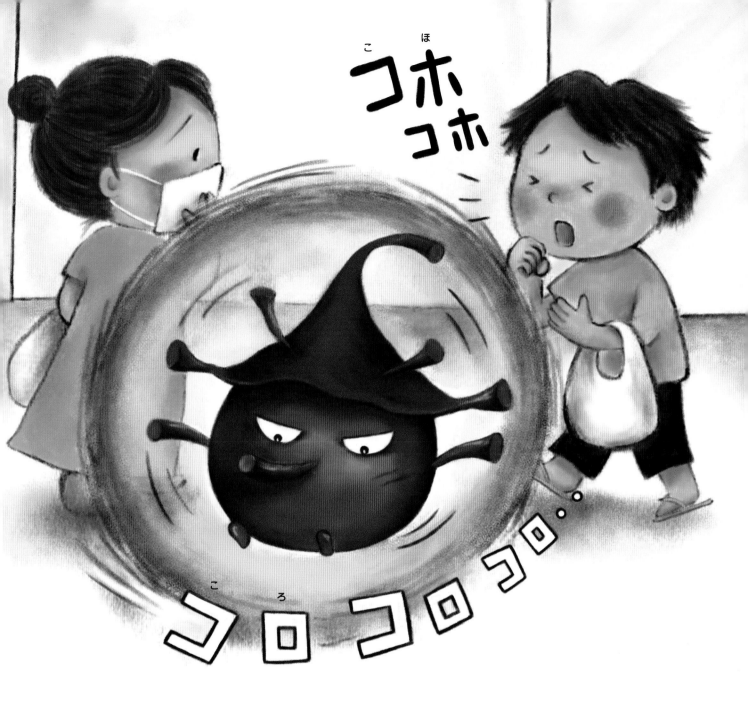

あれ？　へんな　やつが　めの　まえに　あらわれたよ。
おまえ、だれ？
みえているのは　ぼくだけ？

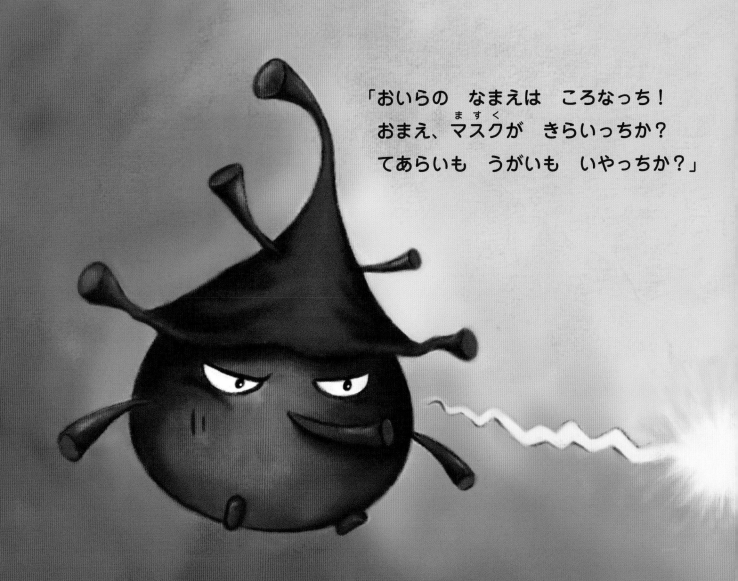

「おいらの　なまえは　ころなっち！
おまえ、マスクが　きらいっちか？
てあらいも　うがいも　いやっちか？」

え？　ころなっち？
へんな　なまえだなあ。

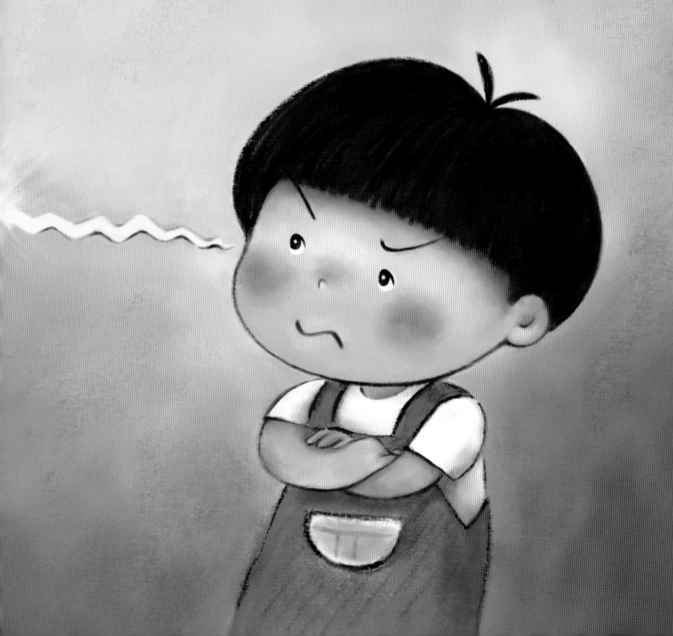

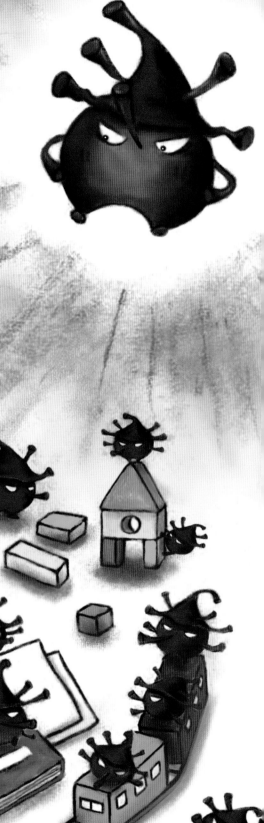

「おいらの　なかまたちは
めには　みえないけれど　どこにでも　いるっち！
おまえが　さわる　ところ、ぜーんぶに
いるんだっち。」

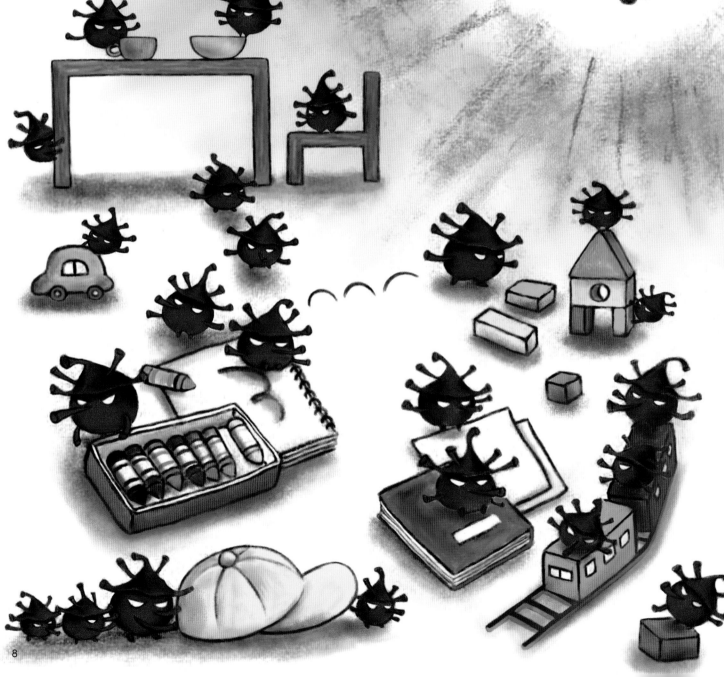

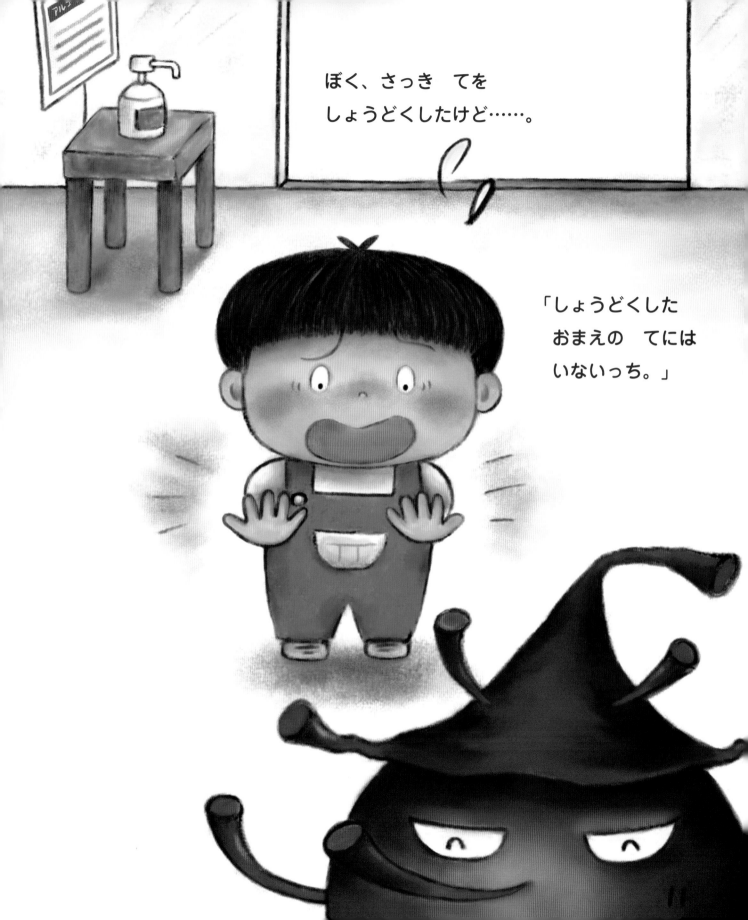

「でも、おまえが　てを　あらわないで
おにぎりを　むしゃむしゃ　たべると
おにぎりと　いっしょに　びゅーんっと
おまえの　おなかに　はいるっち！」

ええ!?　そうなの？

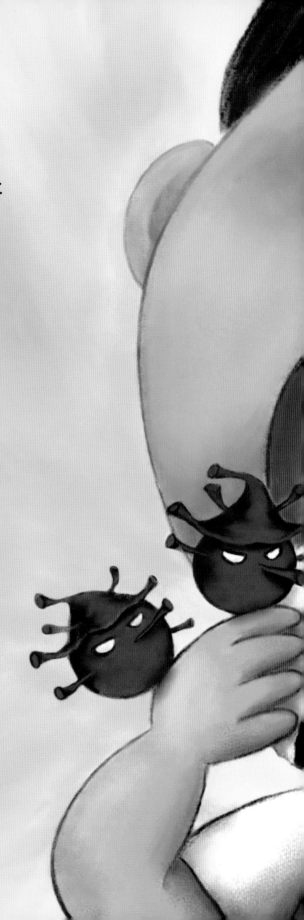

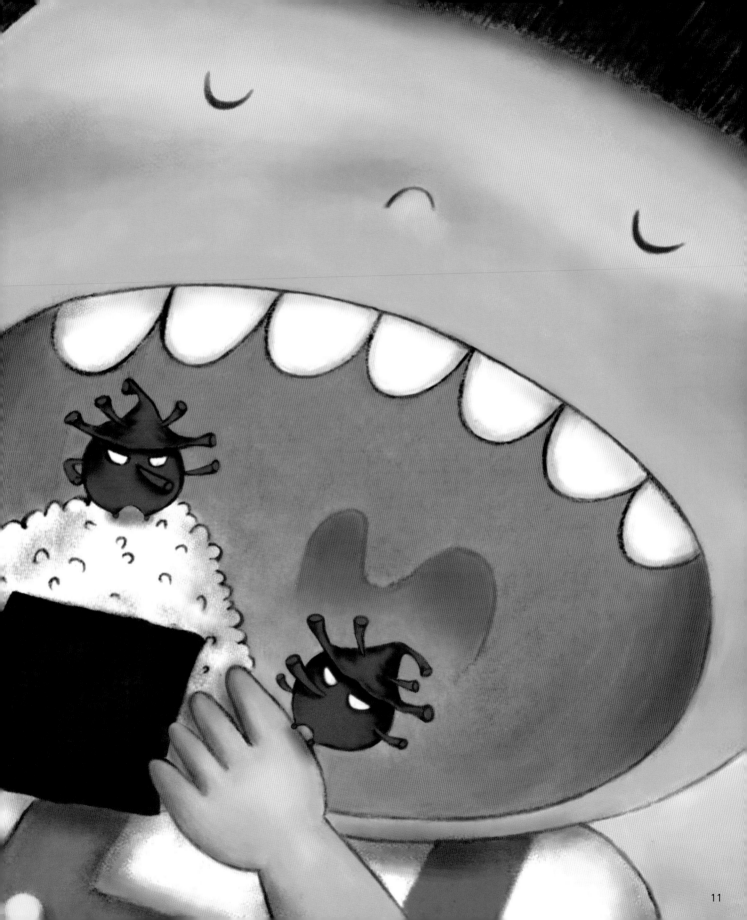

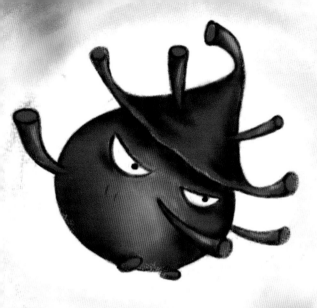

ぼくは　ドキドキしてきた。

「そうしたら、たかい　ねつが　でたり、
　いきが　くるしくなったりして、
　ともだちと　あそべなくなることも
　あるっち。」

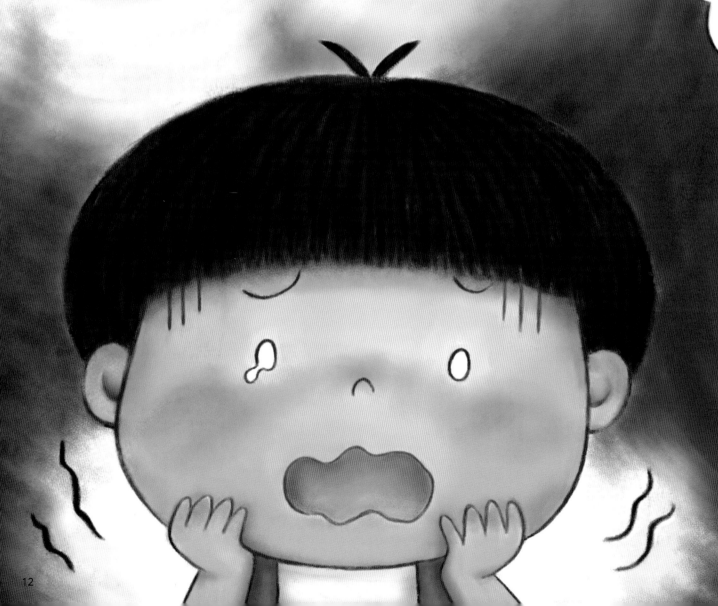

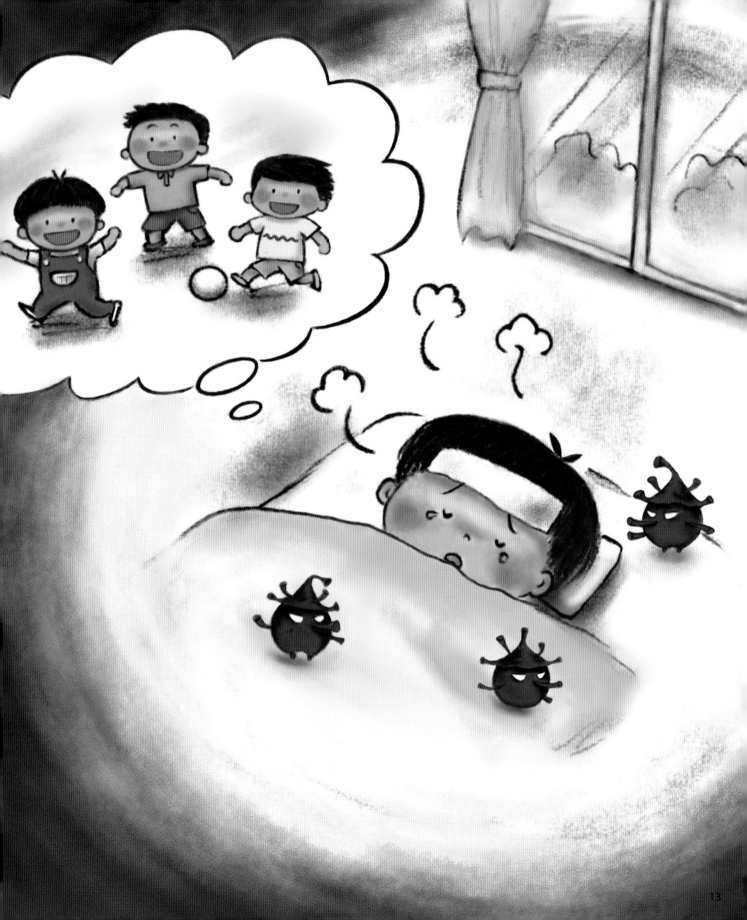

そんなの　ぜったい　いやだよー。

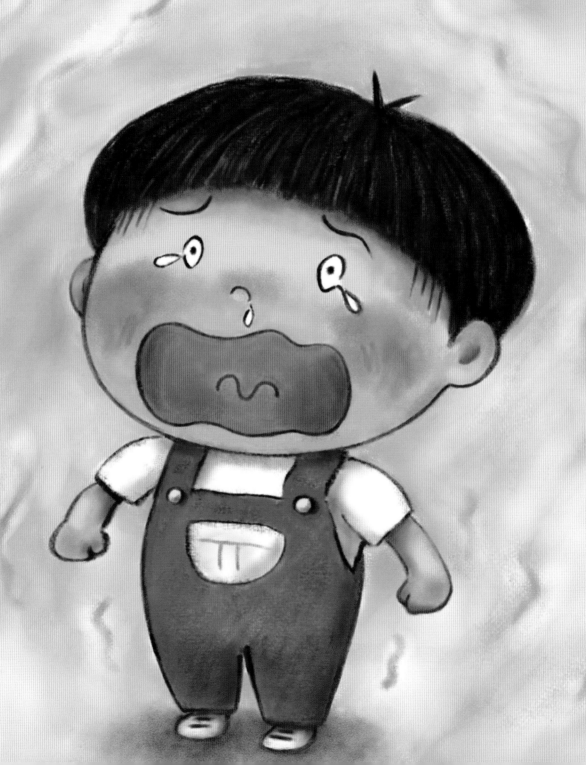

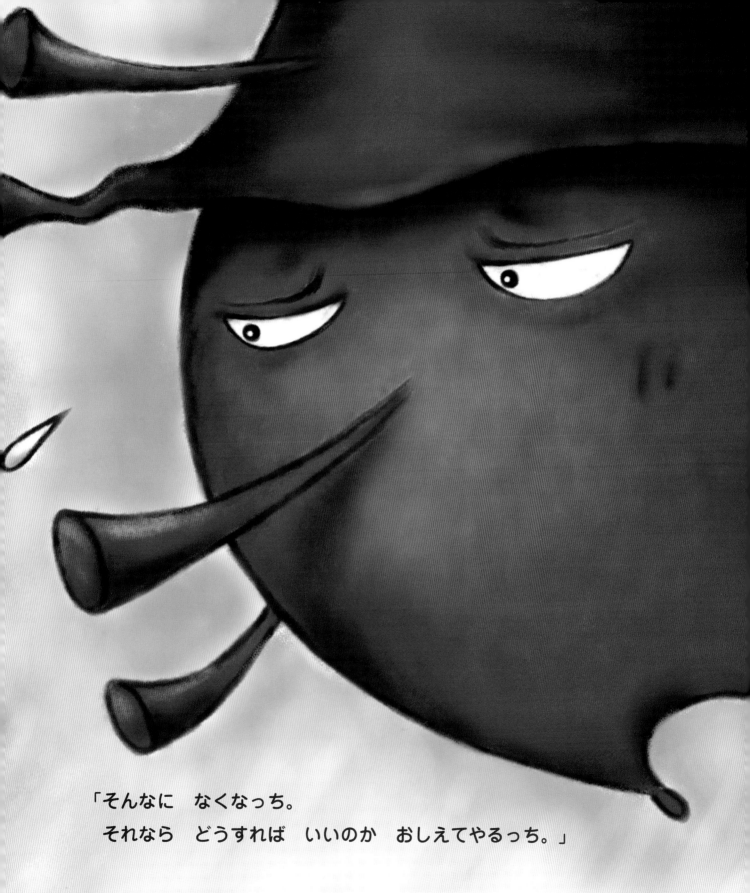

「そんなに　なくなっち。
　それなら　どうすれば　いいのか　おしえてやるっち。」

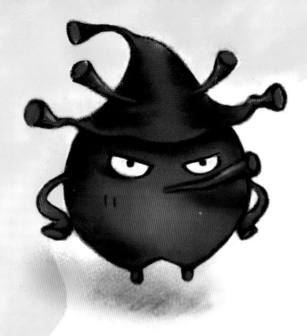

いえに　かえったら
てを　あらう。
かおを　あらう。
うがいを　する。

でかける　ときは
マスクを　つける。

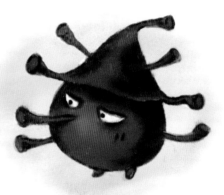

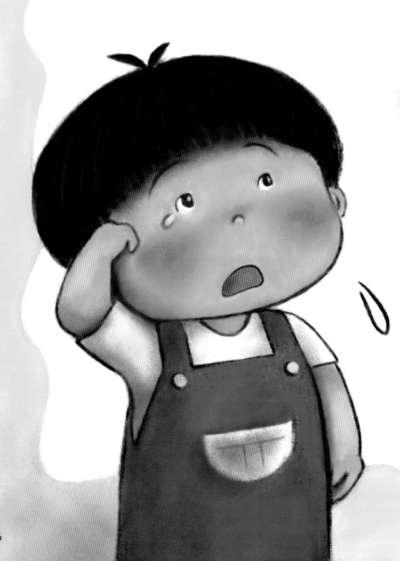

「この4つに
　おいらたちは　よわいっち。」

いえに かえったら

てを あらう
かおを あらう

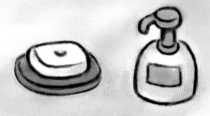

うがいを する

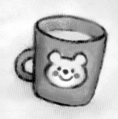

でかけるときは

マスクを する

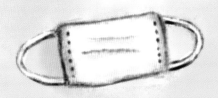

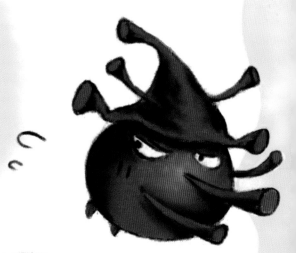

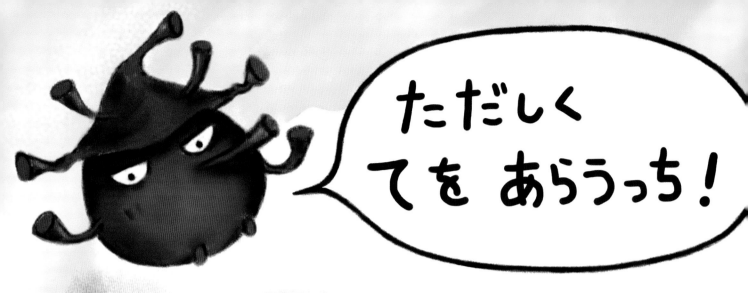

ただしく てを あらうっち！

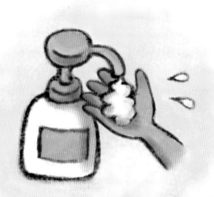
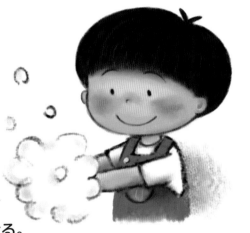

てを みずで ぬらして
せっけんを あわだたせる。

1

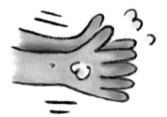

てのひらどうしを
あわせて
よく こする。

2

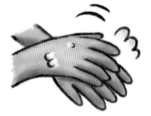

ての こうを
てのひらで
こする。

3

てのひらで
ゆびさきを こする。
つめの まわりも
ひとつ ひとつ こする。

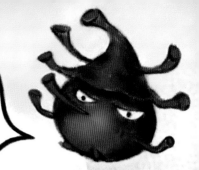

つめは みじかく
きって おくっち！

4

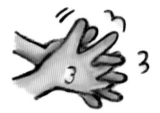

りょうてを あわせて
ゆびの あいだを あらう。

5

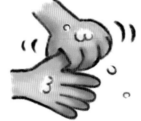

おやゆびを
はんたいの てで
ねじるように あらう。

6

てくびを
はんたいの てで
ねじるように
あらう。

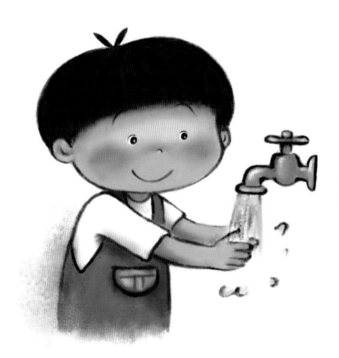

みずで じゅうぶん
あらいながす。

【おとなの方へ】
・外から帰ったら、必ず手を洗いましょう。爪のまわりのへこみも忘れずに。よくすすいで、洗い残しをしないことが大切です。
・手を洗ったら、きれいな手で顔も洗いましょう。おでこや目のまわり、ほっぺたの上の方などマスクで隠せていなかった部分にウイルスが付いているかもしれません。水だけでも洗い流す効果があります。（⇒20ページ）

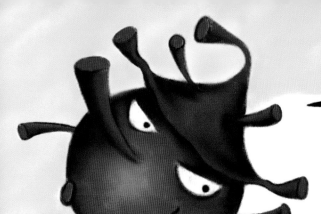

てを あらったら かおも あらうっち！

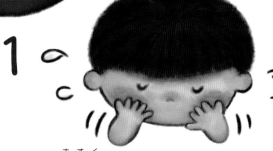

1 マスクで かくれていなかった
おでこや めのまわり、ほっぺたを
みずで じゃぶじゃぶと あらう。

2 かわいた きれいな
タオルで ふきとる。

うがいを するっち！

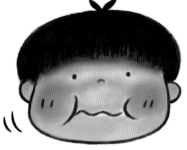

1 くちに みずを ふくみ、
ブクブク ゆすいで はきだす。
2〜3かい、くりかえす。

2 もういちど みずを ふくみ、
うえを むいて ガラガラ する。
はきだして、2〜3かい くりかえす。

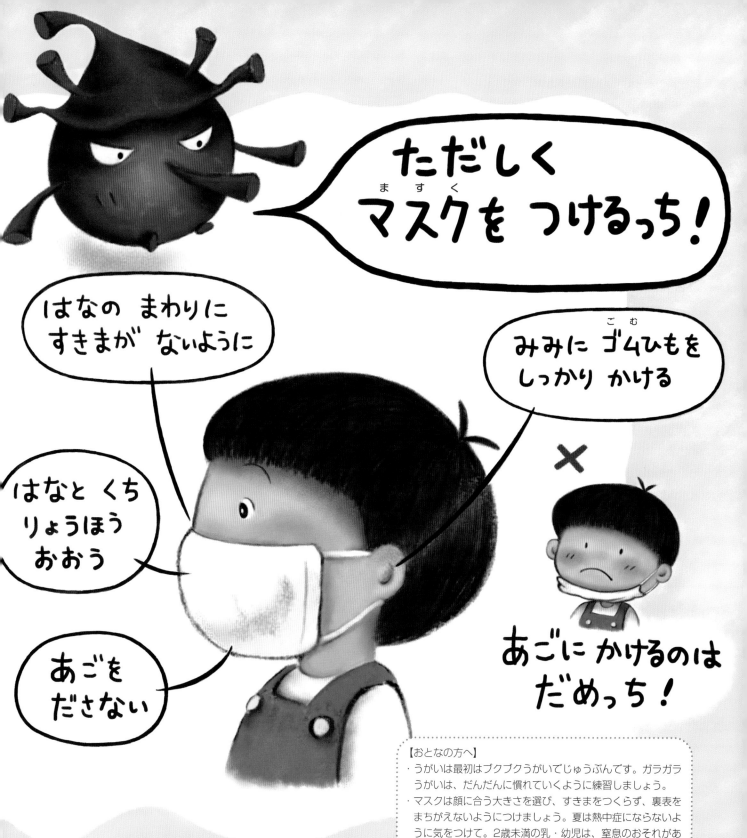

ただしく
マスクを つけるっち！

はなの まわりに
すきまが ないように

みみに ゴムひもを
しっかり かける

はなと くち
りょうほう
おおう

あごを
だかさない

×

あごに かけるのは
だめっち！

【おとなの方へ】
・うがいは最初はブクブクうがいでじゅうぶんです。ガラガラ
　うがいは、だんだんに慣れていくように練習しましょう。
・マスクは顔に合う大きさを選び、すきまをつくらず、裏表を
　まちがえないようにつけましょう。夏は熱中症にならないよ
　うに気をつけて。2歳未満の乳・幼児は、窒息のおそれがあ
　るため、マスクの着用は奨められません。(⇒31ページ)

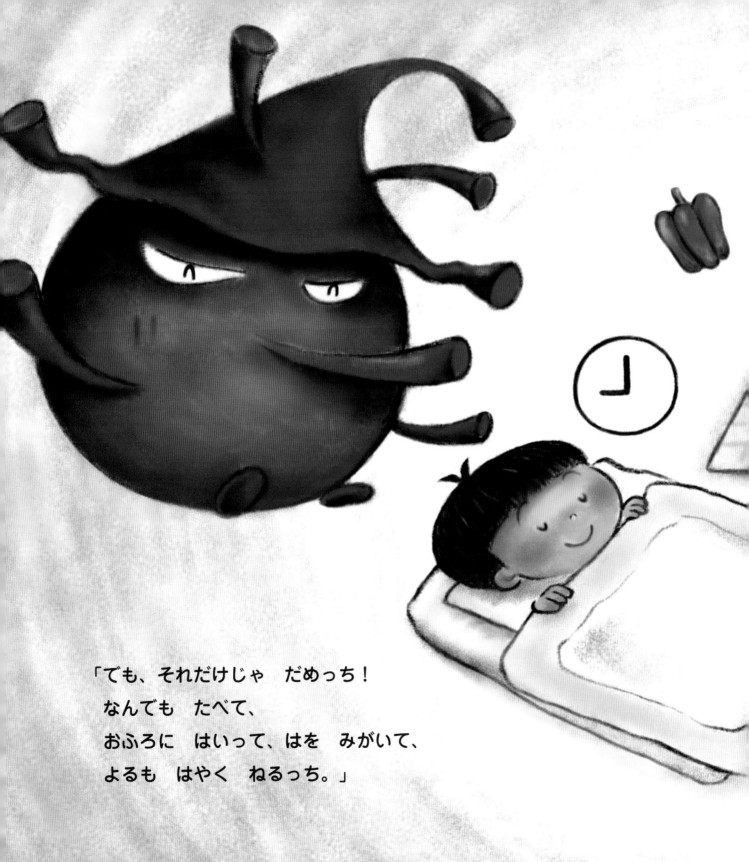

「でも、それだけじゃ　だめっち！
　なんでも　たべて、
　おふろに　はいって、はを　みがいて、
　よるも　はやく　ねるっち。」

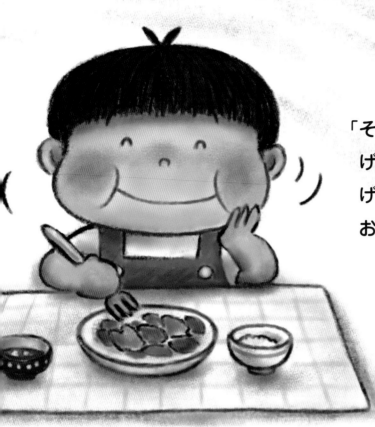

「そうすると　おまえらは
げんきに　なるっち。
げんきな　にんげんばかりに　なると
おいらたちは　いきていけなくなるっち。」

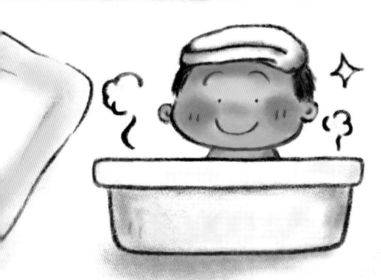

23

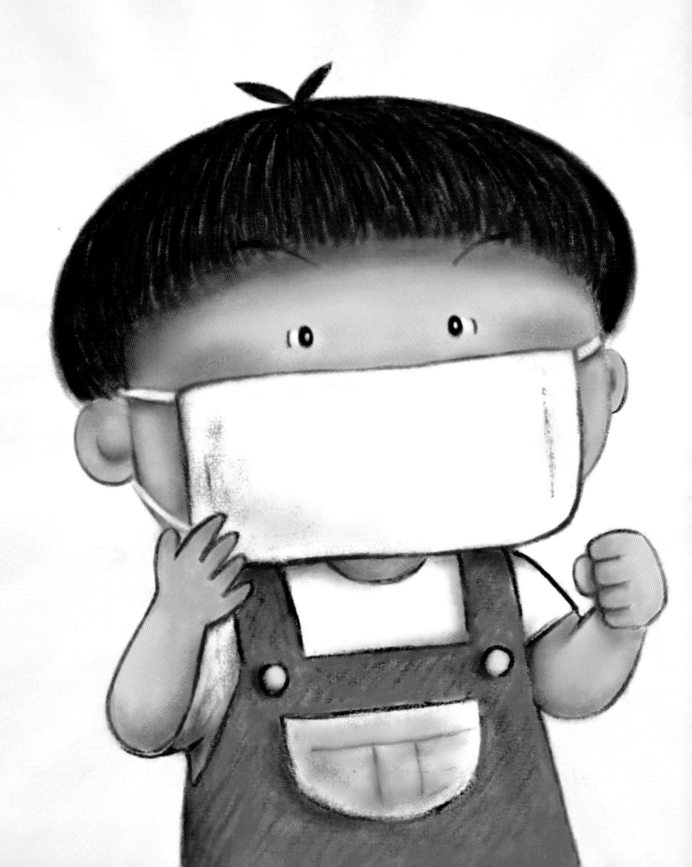

そうなの？　よーし！！
ぼく　きょうから　マスクを　つけて
てと　かおを　あらって、うがいも　する。
にがてな　ピーマンを　たべたら　はを　みがいて
おふろに　はいって　はやく　ねるよ！

とたんに　ころなっちは　かおいろを　かえた。
「し、しまった！
　うっかり、くちが　すべったっち。」

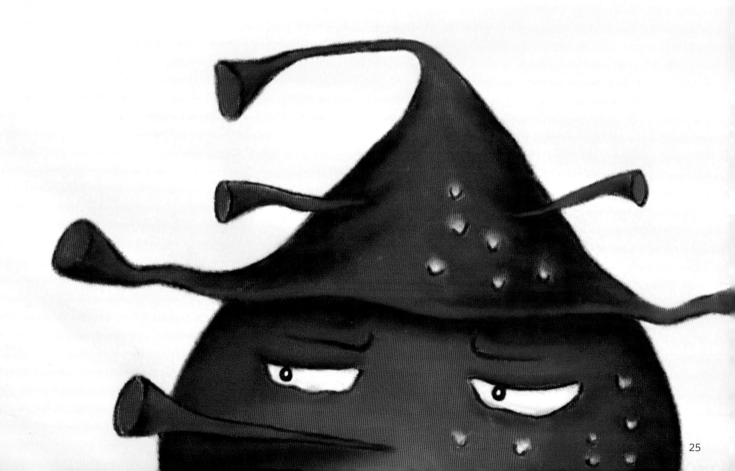

「おまえたちが　げんきに　なると
　おいらたちは　いきていけないんだった。」

　ぼくは　すこし　しんぱいになった。
　だいじょうぶ？　ころなっち。

「おいらたち、どうせ　きらわれものだっち……。」

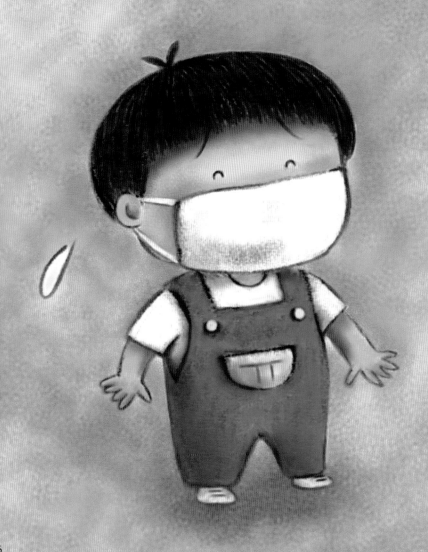

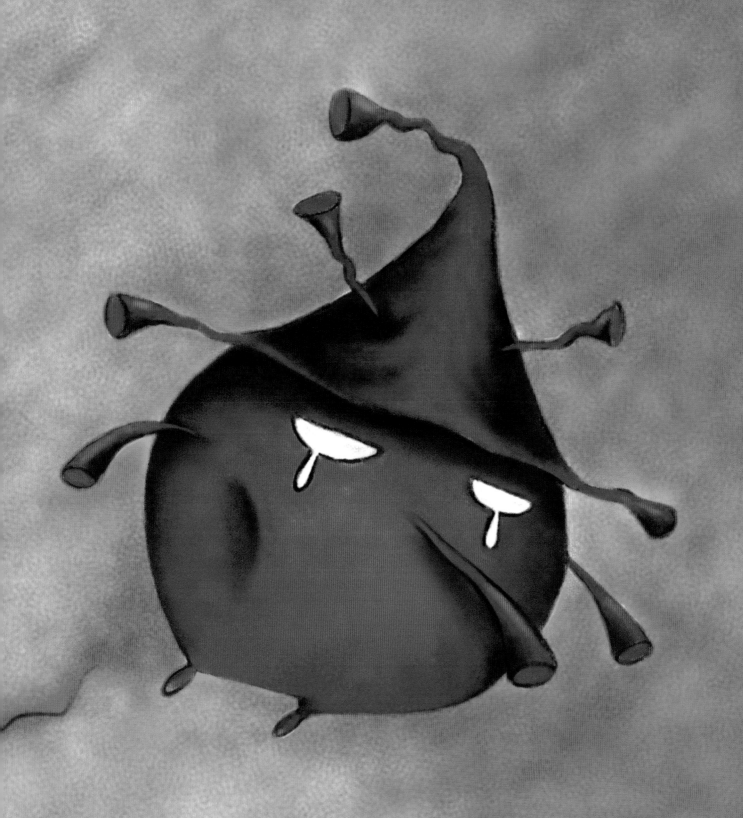

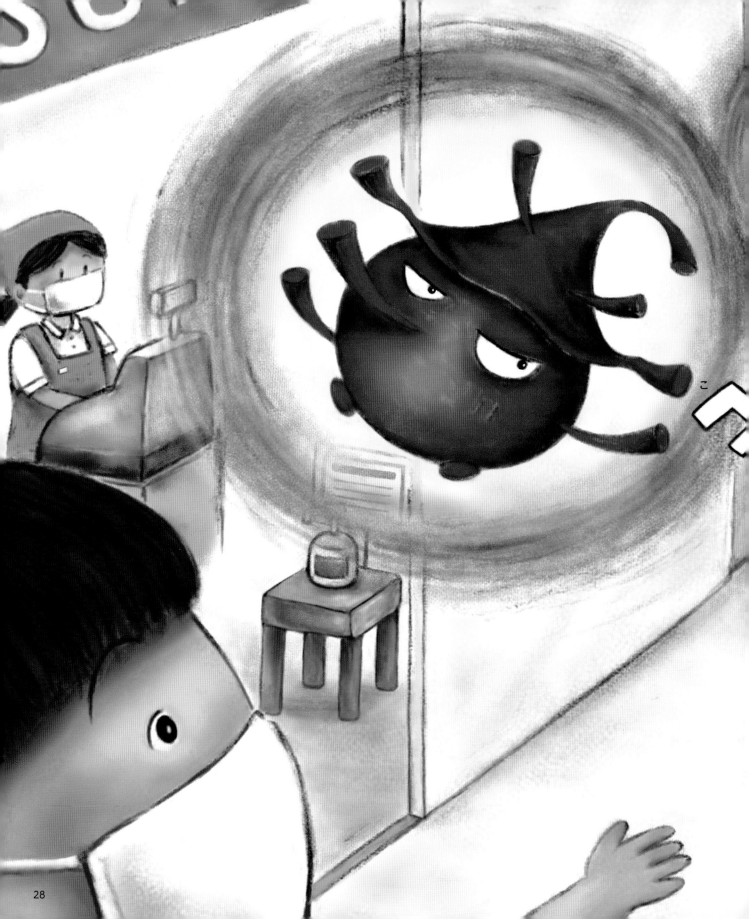

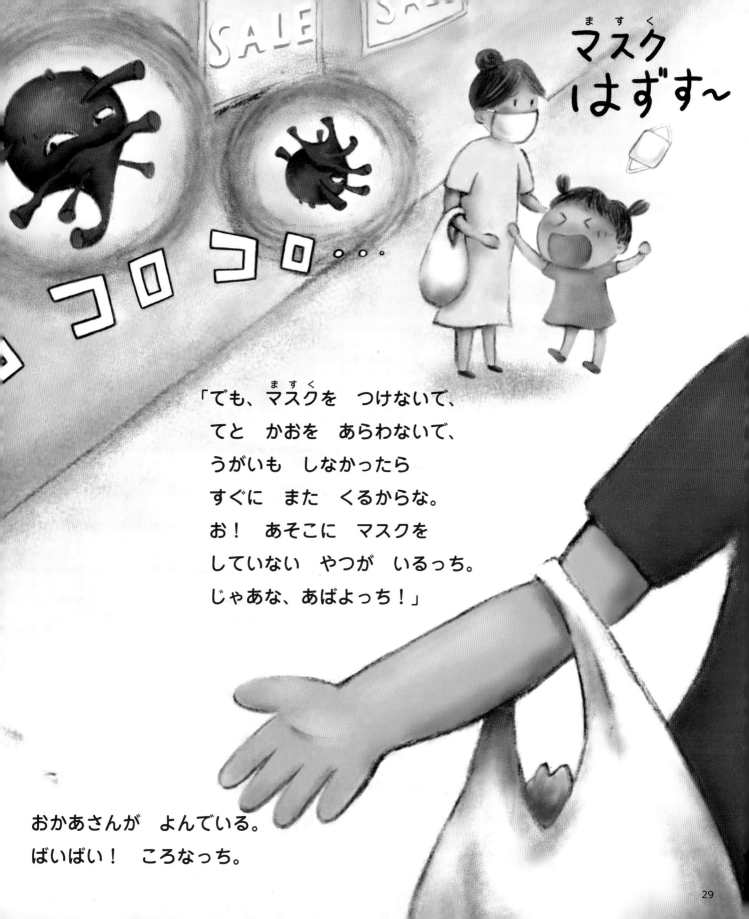

マスク
はずす〜

コ コロコロ…

「でも、マスクを つけないで、
てと かおを あらわないで、
うがいも しなかったら
すぐに また くるからな。
お！ あそこに マスクを
していない やつが いるっち。
じゃあな、あばよっち！」

おかあさんが よんでいる。
ばいばい！ ころなっち。

知っておきたい！

新型コロナウイルスってなに？

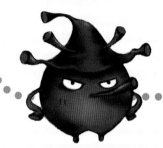

2020年、新型コロナウイルスはあっというまに世界じゅうに広まり、私たちの生活様式を変えてしまいました。このウイルスに感染しないためにどうしたらよいのでしょうか。

お話：宮澤正顯先生

 **なぜ「コロナ」というのですか？
新型コロナウイルス感染症を、
なぜCOVID-19と呼ぶのですか？**

コロナウイルスはとても小さくて、私たちの目には見えませんが、表面には特徴のある突起物があります。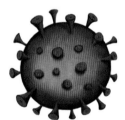その見た目が王冠（crown）によく似ているので、ギリシャ語で王冠を意味するコロナ（corona）という名前が付けられました。

ヒトの新型コロナウイルスが発生したのは、これが初めてではありません。2002年に中国広東省から広まって、半年程でほぼ終息したSARS（重症急性呼吸器症候群）の原因となったのも、新型コロナウイルスのひとつです。SARSの原因ウイルス（SARS-CoV）と今回のウイルスは同じ種に属すると考えられ、今回のウイルスはSARS-CoV-2と呼ばれます。COVID-19とは coronavirus disease 2019（2019年に発生した新型コロナウイルス感染症）を略した言葉です。

そもそもウイルスってなんですか？

私たちが病気になる原因となるもの(病原菌微生物)には、細菌やウイルスがあります。細菌は人間と同じように細胞によってできています。自分で外から栄養を取り込んで、自分で遺伝子やタンパク質を増やして分裂によって増殖し、自分が作ったエネルギーを使って水の中を動きまわります。

一方で、ウイルスは、自分だけで活動することはできません。生きた細胞に取り付いて、その細胞が遺伝子やタンパク質を増やす仕組みを乗っ取り、自分のコピーをたくさん作らせます。感染した1個の細胞から、何百個ものコピー粒子が一度に飛び出して、増えていくのです。

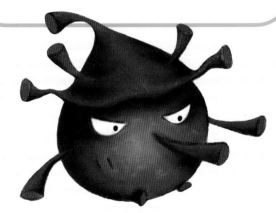

新型コロナウイルスに
感染しないために

・外から帰ったら、手、顔を洗う。
・手で顔を触らない。
・なるべく外出を避ける。
・人との距離をとる。
・部屋の換気、掃除をする。

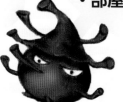

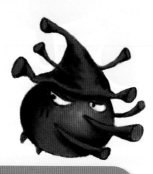

 新型コロナウイルスにかかったら、症状はどうなるのですか？

　子どもの場合、新型コロナウイルス感染は、大部分が無症状か軽症です。症状が出る場合は、軽い熱と鼻水、空咳（からせき）、倦怠感（けんたいかん）や筋肉痛、まれに、吐き気や下痢（げり）を示すこともあります。入院が必要なことは少ないです。

　重症化する場合は、高熱が持続して、吐き気や下痢、強い腹痛を伴い、全身に皮疹（ひしん）が出たり、起き上がれないほど元気がなくなったりします。このような場合は、小児発症性多系統炎症症候群を考えたほうがよいので、即座に受診が必要です。

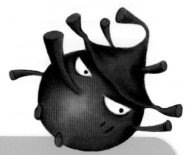

 私たちにできることは何ですか？

　ウイルスは自分では動けません。ウイルスを作っている細胞を持つ私たちが動くから、感染が広まるのです。ですから、感染している可能性のある人が動かない（外出しない）ことが、一番の予防策です。

　私たちの細胞は必ず体液に囲まれているので、細胞で作られたウイルスは、まず体液の中に出ます。唾液（だえき）や鼻汁、喉や肺の粘液の中に浮かんでいるのです。私たちが咳やくしゃみをすると、ウイルスを含んだ体液の水しぶき（飛沫（ひまつ））が飛びます。ウイルスはこの水しぶきの中に入っているので、マスクをしていれば外に出すのを防ぐことができます。周りに感染を広げないためにも、しっかりとマスクをつけましょう。

　夏、熱中症にならないためには、休憩を取り、換気のよいところで他の人たちと距離を取って、マスクを外す時間をつくりましょう。

　また、このウイルスは、細胞から出てくるとき、細胞膜（さいぼうまく）（油の膜）をかぶっています。油の膜が、せっけんやエタノール（アルコールの一種）によって溶けると、感染力がなくなります。ですから、手や顔を洗ったり消毒したりすることが大切なのです。

　自分にできることをして、皆で感染を広げないよう、健康な生活をしていきましょう。

作・絵
近藤えり（こんどう えり）

横浜市生まれ、鎌倉市在住。
日本児童出版美術家連盟会員。
2000年頃から保育雑誌、書
籍などのイラストレーションを
描き始める。絵本作品に、月
刊絵本『なんにだって なれる
ぼく』『ほしのなる き ゆら ゆ
ら』（至光社こどものせかい）
などがある。

監修
宮澤正顯（みやざわ まさあき）

長野県の梨農家に生まれ、野山
を走り回って育つ。東北大学医
学部卒業、医師、医学博士。東
北大学、アメリカ国立衛生研究
所、三重大学医学部を経て、
1996年近畿大学医学部教授。
専門はウイルス感染の免疫学。
趣味は旅行と音楽。

協力　杉本圭相
（近畿大学医学部教授 小児科学教室）

デザイン　輿水典久
編集協力　下平紀代子
　　　　　こんぺいとぷらねっと
印　刷　　宮永印刷

このたびは、『コロナウイルスの ころなっちと ぼく』をご購入
いただき、ありがとうございました。
本書は、新型コロナウイルス感染症に対応するため緊急出版
いたしました。この絵本がより多くのお子さまとそのご家庭の
予防対策の一助となり、安全・安心の生活が送れることを
願ってやみません。
また、一人でも多くの方が新型コロナウイルス感染症について
の知識を得られますよう、小さなお子さまがいるご家庭、お知
り合いの保育園・幼稚園等幼児施設、小児科医院などに本書
をご紹介いただければ幸いです。

ご紹介いただく際は、右のQRコードより
チャイルド社のウェブサイトをご案内ください。

コロナウイルスの ころなっちと ぼく

発行日　2020 年 9 月 20 日
　　　　2021 年 4 月 20 日　3 刷
発行人　柴田豊幸
発　行　株式会社チャイルド社
　　　　〒167-0052 東京都杉並区南荻窪 4 丁目 39 番 11 号

ISBN978-4-925258-52-4

©Eri Kondo 2020 Printed in Japan

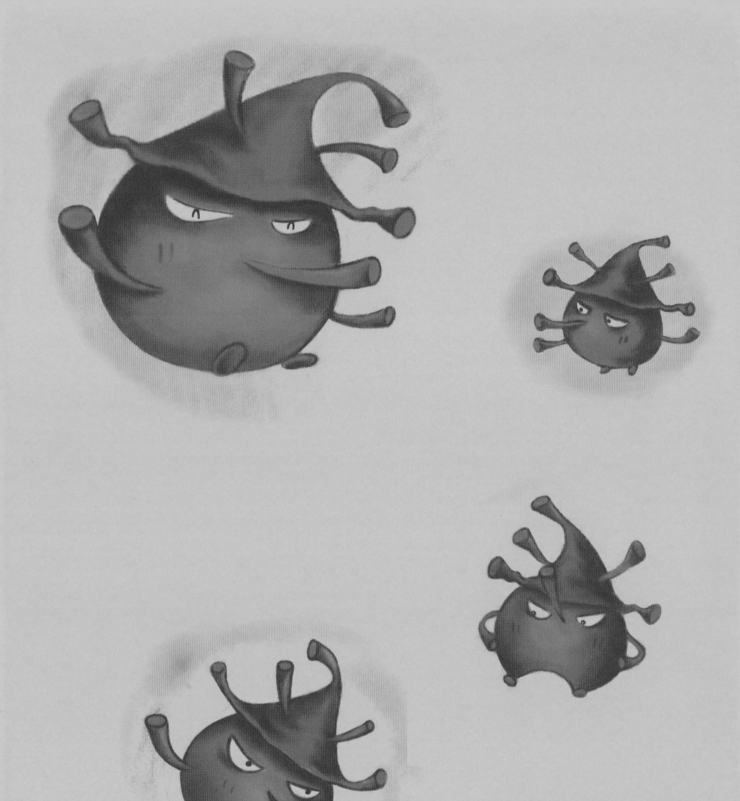